CURABILITÉ

DE

LA PHTHISIE

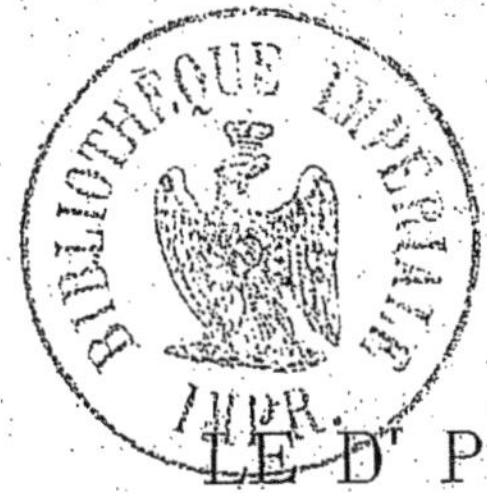

PAR

LE Dr Prosper KŒNIG.

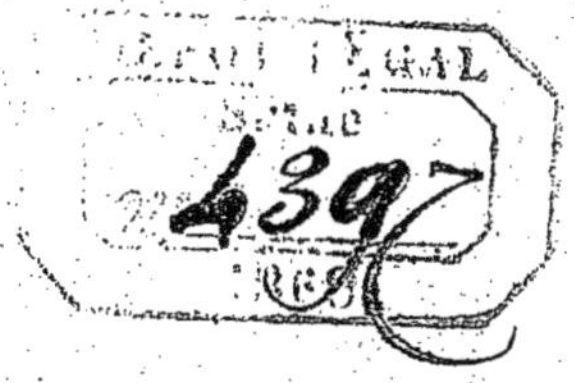

PARIS

SE TROUVE CHEZ L'AUTEUR

1, rue de Fleurus.

1869

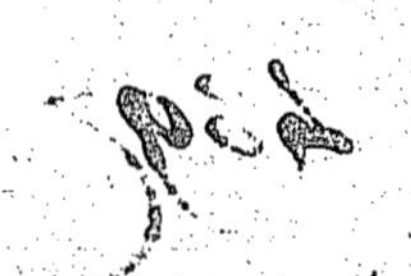

CURABILITÉ DE LA PHTHISIE

La meilleure manière d'apprécier une méthode
de traitement, c'est de la juger par ses résultats.
LAENNEC.

LETTRE A UN PÈRE DE FAMILLE

Vous me demandez si, dans mon opinion, la phthisie est guérissable; je suis à même, vu la spécialité dont je m'occupe exclusivement depuis un quart de siècle, de vous répondre avec pleine connaissance de cause. Je vais m'efforcer de vous donner tous les éclaircissements que comporte ma longue expérience dans le traitement des maladies de la respiration. Un grand nombre de faits tirés de ma pratique personnelle m'autorisent à vous répondre affirmativement. Le cadre restreint que je suis obligé de m'imposer ne me permet pas de vous faire l'histoire de cette maladie ni d'en entreprendre la description dans toutes ses phases, cela m'entraînerait beaucoup trop loin, et, au lieu d'une lettre, vous auriez à lire plusieurs volumes. L'erreur générale a été de considérer la phthisie comme une maladie simple dans son ensemble, et de la traiter en conséquence comme on traiterait un rhumatisme. Il en est tout autrement. La vérité est que la phthisie est une affection essentiellement complexe et multiple, très-variable dans ses symptômes, qui offre dans ses manifestations des variétés innombrables.

Cette immense variété de phthisies est la principale cause de la réputation d'incurabilité absolue attribuée à cette affection. En effet, il est facile de comprendre l'impossibilité de trouver un spécifique certain pour combattre tant de maladies diverses, malgré leur air de famille et leur ressemblance, qui n'est que superficielle. C'est pour ce motif qu'un médicament qui aura réussi dans un seul cas isolé ne donnera aucun bon résultat dans une circonstance qui paraîtra identique. On conçoit sans peine le découragement du praticien devant des non-réussites qui lui semblent inexplicables, et son incrédulité définitive en matière de curabilité. Ce que j'avance est tellement exact que sur plusieurs centaines de phthisiques guéris ou décédés, chacun a a été traité par moi différemment. Il n'y a pas de routine possible dans de telles conditions ni d'empirisme. Je vous assure que ce n'est pas un métier de paresseux que je fais là; car avant de voir le malade, visité par moi la veille, je ne sais jamais d'avance la prescription que je ferai. En présence de ces détails, sur lesquels je suis obligé d'insister, il faut bien reconnaître que la médecine est une science dans les livres et un art seulement dans l'application des préceptes et des connaissances scientifiques.

De cet état de choses il résulte pour moi l'impossibilité absolue de donner un avis sur un malade, malgré les notes détaillées fournies par le médecin traitant, si je ne l'examine par moi-même.

Pour conclure, on ne peut pas admettre l'existence des spécifiques certains, comme le sulfate de quinine dans la fièvre, contre la phthisie proprement dite ; mais alors que faire ? me direz-vous. Eh bien ! c'est très-simple : il faut chercher et trouver la guérison sans eux ; c'est simple, mais on n'y arrive pas d'emblée.

Voici comme je procède. Je ne me préoccupe pas de la phthisie, je ne pense qu'aux quatre ou cinq maladies qui se présentent à mes yeux, et, selon l'ordre de leur gravité, je les attaque successivement, comme si chacune de ces maladies n'était qu'un symptôme, et il n'est pas nécessaire pour cela de chercher des spécifiques. J'arrive à l'équivalent du spécifique en cherchant et trouvant l'indication la plus urgente et le médicament ou plutôt la médication appropriée à la situation. Tous les symptômes concomitants ayant disparu, je me trouve en face de la maladie primitive, tuberculose, cachexie pulmonaire ou autre déjà diminuée par l'élimination des affections intercurrentes, et ici je trouve encore la nécessité de choisir sévèrement non pas le médicament seulement, mais la médication fondamentale, qui varie nécessairement selon les cas.

1er exemple : Une mère de famille, dont le nom appartient à l'histoire française contemporaine, fut guérie par moi, il y a douze ans, d'une phthisie du poumon droit arrivée à la période de ramollissement; crachats purulents en quantité énorme. Traitement définitif après la disparition des principaux symptômes : pilules de goudron sulfo-antimoniées, six par jour pendant un mois, puis décoction de bourgeons de noyer édulcorée avec le rob Boyveau-Laffecteur. Durée totale du traitement, quatre mois. Guérison parfaite, bel embonpoint, pas de rechutes depuis douze ans.

2° Une dame de 35 ans, mal nourrie et mal logée, arrivée au deuxième degré de la phthisie, après avoir été soumise pendant un mois à l'usage de l'eau minérale d'Ems, rendit une vomique mêlée d'un grand nombre d'hydatides. L'expectoration prenant tous les jours un caractère plus fâcheux, nous lui appliquâmes nous-même le fer rouge sous chaque omoplate; nous l'envoyâmes ensuite passer trois mois en Belgique, son pays natal, dans un village au bord de la mer. Guérison bien avant le retour à Paris ; santé parfaite pendant sept années consécutives. A mon grand chagrin, cette dame mourut du choléra pendant que j'étais absent de Paris.

3° Il y a quinze ans, je soignais une jeune fille de 12 ans dont les deux poumons offraient une matité absolue dans les trois quarts de leur étendue. Ventre très-gros et très-dur, respiration très-courte, lymphatisme manifeste. Traitement : Remplacé le linge de corps par une chemise de laine très-longue, harengs saurs laités, crus, un par jour ; sirop de Portal dans la décoction de feuilles vertes de noyer.

Ce traitement dura dix-huit mois, en raison de la constitution extra-lymphatique de la jeune fille, qui devint très-forte en moins d'une année. Pas de rechute.

4° Un étudiant en médecine, âgé de 23 ans, tellement malade que son professeur lui avait intimé l'ordre de retourner dans sa famille ou de partir pour Menton (c'était au mois de novembre), vint me demander si je consentirais à le soigner sans qu'il quittât Paris. D'après mes conseils, il prit tous les deux jours dans sa chambre, bien chauffée, un bain sulfureux ; au vingtième bain, l'oppression, qui était énorme, disparut ainsi qu'une toux incoercible sans expectoration. Au printemps, le jeune étudiant avait engraissé et respirait très-librement. Quand il alla faire une visite à son professeur, qui le croyait en Italie ou enterré, il y eut une scène digne de Molière : « A la bonne heure, vous voilà revenu de loin ! que j'ai bien fait de vous envoyer en Italie ! franchement, vous ne seriez plus de ce monde si vous ne m'aviez pas écouté ! » Je n'ai pas besoin d'ajouter que le professeur ne fut pas content du tout quand il sut que la guérison avait été obtenue dans Paris et par moi. Qu'est-ce que vous voulez, mon cher ami, dit-il à son élève ; je me suis trompé, vous n'aviez rien. J'ajoute que cet étudiant appartient à une famille où la phthisie n'est pas rare, ni les maladies de peau. C'est maintenant un vigoureux gaillard, à cheval presque toujours, et père d'enfants très-sains.

5° Je terminerai par l'observation suivante :

Le plus jeune fils d'un de mes amis, très-délicat dès sa naissance, fut atteint, à l'âge de 6 ans, d'un catarrhe intestinal et bronchique très-tenace. L'appétit disparut promptement et l'anémie devint extrême. Respiration très-haletante et râle caverneux sous l'omoplate gauche, peu d'expectoration, amaigrissement extrême, face hippocratique et pouls misérable. En présence d'une situation si mauvaise, nous envoyâmes l'enfant à Lion-sur-Mer, et comme l'appétit ne revenait pas, nous lui fîmes prendre par jour 10 centigrammes d'extrait de quassia amara. L'enfant était hors de danger au bout d'une semaine, et il n'a plus été malade depuis quatre ans.

Je pourrais multiplier jusqu'à satiété des observations sur le même sujet, sans qu'on pût constater deux traitements identiques, ce qui prouve que je n'ai pas trouvé deux cas parfaitement semblables.

Supposons un moment que pour ces cinq observations bien différentes j'eusse employé un de ces soi-disant spécifiques, comme l'huile de foie de morue, il est certain que j'aurais échoué. Autant de malades autant de médications différentes. Le succès n'est qu'à ce prix, et à cette seule condition on pourra affirmer hautement la curabilité relativement fréquente de cette maladie si meurtrière.

Nous voici maintenant arrivés à une autre question plus importante que la première : Peut-on prévenir la phthisie? La réponse sera plus affirmative encore qu'à la première. Oui, on peut la prévenir

par des moyens appropriés à chaque individu. C'est
aussi le cas dans cette circonstance de ne pas se fier
aux soi-disant spécifiques qui n'existent pas pour
la cachexie pulmonaire et dont le moindre inconvé-
nient serait de faire perdre un temps précieux.
Après avoir bien examiné la personne qui doit être
soumise à notre médication préventive, il est indis-
pensable de s'enquérir de l'état sanitaire des parents, afin de prévoir quelles pourraient être les
prédispositions morbides héréditaires qu'on aura à
combattre. Une fois le diagnostic bien établi, on
fais ses prescriptions en conséquence dans le cas où
il y aurait déjà quelques troubles fonctionnels.
Dans le cas au contraire où la santé serait parfaite,
il faudrait attendre la prochaine maladie ou indisposi-
tion qui pourrait survenir, alors seulement on pourra
être mis sur la voie. Ici encore il est difficile de po-
ser des règles fixes sur la manière de procéder et le
choix des moyens ; c'est une question de tempérament et de physionomie surtout. Dans le cas de
doute sur l'intégrité absolue des organes de la respiration, nous faisons exécuter des mouvements
violents afin de produire un essoufflement momen-
tané qui peut vous mettre sur la trace.

La maladie que nous avons vue le plus souvent
précéder la phthisie est la chlorose, et il est nécessaire que nous entrions dans de grands détails à
ce sujet, puisque cette affection est pour ainsi dire
l'avant-coureur des cachexies pulmonaires et que
de son traitement dépend en quelque sorte la vie

du malade, quoique cette maladie ne passe pas pour dangereuse dans les circonstances ordinaires.

Cette maladie appartient essentiellement au sexe féminin. Elle apparaît à toutes les époques de la vie, cependant il en est deux dans l'existence de la femme durant lesquelles la chlorose se manifeste le plus souvent. Ces deux époques sont celles de l'apparition et de la cessation des règles, et même elles se partagent les chlorotiques d'une manière inégale, car c'est aux approches de la puberté que cet état se montre d'une manière spéciale. Ainsi, une jeune fille de 14 à 18 ans tombe tout à coup dans la tristesse, elle devient insensible aux distractions, cherche la solitude, pleure sans motif. Bientôt l'appétit se dérange ou se déprave. En même temps la peau prend une teinte jaune verdâtre caractéristique surtout au visage ; ses paupières gonflées, surtout après le sommeil, sont entourées d'un cercle bleuâtre, les yeux sont abattus. Les chairs perdent leur fermeté naturelle. La malade maigrit sans que cela paraisse en raison de l'infiltration des tissus. Tous ces phénomènes se produisent sans symptômes d'excitation. En effet, tant que la chlorose conserve son caractère de simplicité, on n'observe rien de fébrile ; le pouls, au contraire, a perdu de sa force et de son ampleur ; l'essoufflement et la palpitation se font sentir au moindre mouvement des bras ou des jambes. Ces différentes manifestations morbides se produisent avec lenteur, au point que les parents eux-mêmes ne se doutent de rien. Les règles ont disparu ou sont devenues irrégulières, quelquefois elles sont d'une abondance extrême. Il arrive parfois que tout rentre dans l'ordre au bout d'un à deux ans par les seuls efforts de la nature, mais c'est l'exception. La maladie s'aggrave souvent, le visage devient terreux, la peau se dessèche, un peu de fièvre se montre vers le soir, la paume des mains devient brûlante. Ces symptômes annoncent qu'un organe important est lésé, c'est le poumon, le foie ou la matrice. Cela dépend des prédispositions individuelles acquises ou héréditaires. Les lésions organiques du cœur ne sont pas rares après la chlorose, et cela ne doit pas surprendre puisque le sang est vicié dans cette maladie.

Il y a quelque chose de frappant dans l'histoire de la chlorose, c'est d'un côté la gravité apparente des symptômes, de l'autre la facilité avec laquelle ils disparaissent quelquefois et surtout leur persistance, pendant des années entières, sans que les forces de la vie soient sérieusement compromises. Les tissus, les liquides, toute l'économie enfin annoncent des perturbations fonctionnelles de la plus grande gravité, et cependant la vie suit son cours, les chances de guérison sont toujours présentes. Il y a donc des lésions qui envahissent tout, qui impriment aux organes et aux fonctions un cachet morbide spécial tellement prononcé qu'il semble incompatible avec la durée de la vie, et qui néanmoins ne font qu'effleurer l'organisme, sans s'attaquer aux sources de l'existence. C'est cette apparence d'innocuité qui entretient les parents dans une dangereuse indifférence, car la phthisie n'est souvent qu'une transformation de la chlorose, et l'on trouve dans les symptômes de la chlorose un certain air de famille avec ceux de la phthisie ; telles sont la faiblesse musculaire, les palpitations du cœur, les oppressions, de mauvaises digestions, la fièvre, etc. En dépit de la croyance populaire qui considère la chorose comme une maladie salutaire, il faut se hâter de combattre le mal en attaquant chaque symptôme l'un après l'autre. Au point de vue progressif de la population, il y a aussi urgence de traiter la chlorose le plus vite et le plus énergiquement que possible, car il est reconnu que si elle n'amène pas régulièrement la stérilité, du moins les chlorotiques mettent au jour des créatures chétives, portant le germe du rachitisme, des scrofules, de la tuberculose, etc. En recherchant quelles peuvent être les causes de la chlorose, on soulèvera en partie le voile qui couvre les causes de la phthisie,

L'observation a signalé quelques circonstances au milieu desquelles cette maladie prend naissance d'une manière plus spéciale. On a donc lieu de croire que cette coïncidence n'est pas l'effet du hasard, et qu'il existe entre elle et l'affection un lien de filiation plus ou moins intime. Ces circonstances sont extérieures au sujet, ou bien elles naissent en lui-même. Souvent les unes et les autres existent en même temps, elles se donnent naturellement des forces, et la maladie est le résultat complexe de leur action simultanée.

Parmi les causes internes de la chlorose, je signalerai comme la plus puissante, une chlorose antérieure, surtout quand elle a été mal guérie. L'hérédité, quoiqu'elle n'ait pas été établie sur des aits assez nombreux, est pourtant admissible ; viennent ensuite toutes les passions déprimantes, l'ennui, la nostalgie, les chagrins, et surtout un amour contrarié. L'inertie des organes génitaux est aussi une cause active de la chlorose, mais il y a une distinction à faire. Il est certain qu'une jeune fille arrivée à l'âge de puberté sera plus exposée à devenir chlorotique, si la torpeur génitale qui carctérise le jeune âge se prolonge indéfiniment. Alors l'économie manquera d'un mode de stimulation qui, à cette époque critique, est souvent nécessaire pour la perfection de le crise qui s'opère. Toutefois, la chlorose peut s'établir à la suite d'un état tout opposé. Cela arrive snrtout lorsque cette activité surabondante ne trouve pas son emploi. Souvent on conseille le mariage aux jeunes filles qui en sont atteintes ; et si dans quelques cas le conseil est donné dans le but de réveiller des sens engourdis, et de produire une excitation favorable, d'autres fois aussi on cherche à donner un aliment à des appétits nouveaux. Les veuves sont aussi très-exposées à devenir chlorotiques. Enfin, il existe une prédisposition organique latente, impossible à reconnaître *a priori*, qui, selon son degré d'énergie, se transformera d'elle-même en une véritable chlorose. Car il ne faut pas se le dissimuler, quoique l'influence des causes occasionnelles soit incontestable, elles peuvent cependant exister sans état chlorotique, et celui-ci à son tour se réalise non-seulement sans elles, mais encore chez des femmes qui se trouvent dans des dispositions tout opposées. J'en dirai de même des causes extérieures dont je vais parler, leur action est souvent évidente. En quoi consiste donc cette prédisposition qui, pour se transformer en maladie, tantôt emprunte l'appui d'autres influences, et tantôt peut s'en passer? Est-elle congénitale ou est-elle acquise? Les causes extérieures de la chlorose agissent dans le même sens que celles citées plus haut, c'est-à-dire qu'elles tendent à affaiblir l'économie; ainsi l'humidité de l'atmosphère, le défaut d'insolation, une mauvaise nourriture, l'abus des bains, conduisent à la chlorose. Mais de toutes ces causes, celle qui est la plus puissante est le défaut d'exercice. Une vie trop sédentaire est toujours funeste aux jeunes filles, et si l'on y ajoute l'abus des veilles, l'exaltation de l'esprit, les contrariétés, on réunira ainsi les conditions ordinaires au milieu desquelles se développent la plupart des chloroses.

On sait que cette maladie sévit principalement dans les grandes villes où les femmes vivent le plus souvent à l'ombre, sans autre gymnastique que l'exercice de leur imagination. A la campagne on trouve rarement des chlorotiques, à cause du grand air, de l'insolation, etc. N'omettons pas une cause de chlorose très-active, c'est la suppression des règles.

A propos de la nature de la chlorose, on a voulu l'expliquer par l'appauvrissement du sang, la diminution des globules, la quantité moindre de fer, la prédominance du sérum, etc., etc. Il est certain que toutes ces choses ont été bien constatées dans le sang des chlorotiques ; mais est-on bien sûr si l'appauvrissement du sang est la cause de la chlorose ? ne pourrait-il pas aussi bien être son effet ? N'est-il pas admissible que cette altération du sang des chlorotiques puisse provenir du trouble survenu dans la circulation par l'hémorrhagie mensuelle qui peut chez les natures débiles avoir le même effet que l'abus des saignées, c'est-à-dire la défibrination du sang ? Et puis dans cette altération du sang, ne doit-on tenir compte que du fer et des globules ? Croyez-vous que la diminution de la matière grasse phosphorée qui se trouve dans le sang en proportions variables selon l'âge et la force de l'individu ne doive pas être prise en considération dans la nature de la chlorose ?

Admettons toutefois, faute de mieux, que la chlorose procède de la défibrination du sang, mais avec les réserves suivantes.

1° Cette diminution de la fibrine peut se rencontrer dans d'autres maladies. En effet, une personne qui aura subi de grandes pertes de sang aura ce fluide exactement semblable à celui de la chlorose, y a-t-il pour cela identité entre un hémorrhagié et une chlorotique, quoiqu'il y ait une certaine analogie dans les symptômes? Cependant la différence de la cause en établit une bien marquée entre les deux affections. Dans l'hémorrhagie vous avez à combattre les effets d'une cause qui n'existe plus, ou bien quand elle existe encore, c'est contre elle qu'il faut diriger tous les efforts de la médication. Dans la chlorotique la cause de l'appauvrissement du sang est toujours présente, elle agit incessamment et réside dans une triple altération des digestions, de l'hématose et des assimilations. Dans l'hémorrhagie, c'est le défaut de quantité suffisante qui fait la maladie et ses conséquences. Dans la chlorose il y a plus que cela; ce n'est pas simplement une soustraction, c'est une perversion dans les actes qui président à la formation du sang; perversion qui est toujours en présence de la cause efficiente et qui se perpétue tant que celle-ci n'est pas détruite. Il y a donc dans la chlorose quelque chose qui se trouve au delà de l'altération du sang, c'est une affection que nous ne connaissons que par ses effets comme tout ce qui est essentiellement vital. Nous savons qu'elle est favorisée par certaines causes, mais nous n'ignorons pas qu'elle peut s'en passer. Elle doit se lier essentiellement au tempérament propre à la femme, qui, comme on le sait, est nervoso-cellulaire. C'est une exubérance de liquides blancs et un vice de l'innervation qui semblent en spécifier le caractère. L'atrophie du système sanguin ne paraît en être qu'une conséquence. Rien de

cela n'existe dans les suites d'une hémorrhagie, à
moins que celle-ci n'ait amené une véritable chlorose chez un sujet prédisposé.

Il existe une affection connue sous le nom d'*anémie spontanée*, ou appauvrissement du sang sans
hémorrhagie préalable. Celle-ci se rapproche encore plus de la chlorose que l'anémie consécutive
à l'hémorrhagie. Il a paru si difficile aux auteurs
modernes d'établir une différence entre cette anémie et la chlorose qu'ils ont conclu à l'identité avec
d'autant plus de raison que les moyens curatifs em-
ployés par eux étaient à peu près les mêmes. Je ne
puis cependant admettre cette opinion d'une manière absolue, et cela pour les motifs suivants.

L'anémie spontanée, si l'on excepte celle qui atteint les enfants en bas âge (et souvent même celle-ci
s'explique par des pertes de sang), est souvent consécutive à l'action de causes connues, parmi lesquelles une mauvaise nourriture et un défaut complet d'insolation occupent le premier rang. C'est
un véritable étiolement en tout comparable à celui
des plantes qu'on abreuve d'eau et que l'on prive
du soleil. Elle ne s'accompagne jamais de symptômes nerveux comme dans la chlorose, ou du moins
ces symptômes, àmoins de prédispositions spéciales,
sont rarement portés à un si haut degré. Cet étiole-
lement est presque exclusivement décelé par une
pâleur et un affaiblissement général sans aucun
éréthisme. Pour le guérir il suffit de placer le sujet
dans des conditions plus favorables, et sur-le-champ

le mal disparaît. Quelquefois il résiste, mais cela n'arrive que lorsqu'il s'est longtemps aggravé sous l'influence de la trop longue durée des causes disposant à l'anémie.

Une vieille fièvre intermittente produit un état qui rappelle la chlorose; mais dans ces cas les symptômes présents ou passés de la pyrexie, les engorgements qui existent presque toujours dans les organes abdominaux, etc., doivent empêcher toute méprise. Les choses se passent un peu différemment dans la chlorose; les névroses les plus variées lui servent de cortége. Les causes prédisposantes et occasionnelles y jouent un grand rôle, mais il ne suffit pas toujours d'y soustraire le sujet même dès le principe, pour amener la guérison. Il y a en un mot plus d'indépendance par rapport aux agents extérieurs dans la chlorose que dans l'anémie spontanée. Ces considérations peuvent servir à éclairer une question fort controversée. La chlorose appartient-elle exclusivement au sexe féminin? ou bien peut-on la rencontrer chez les hommes? Il est certain qu'on a vu des jeunes gens présenter un aspect tout à fait chlorotique, ce sont particulièrement ceux qui sont atteints de l'anémie spontanée. Bien plus, il y a des auteurs qui assurent que de même que chez les jeunes filles les garçons sont disposés à contracter la chlorose à l'époque de la puberté. Cette dernière considération serait d'un très-grand poids pour la solution de la question si elle reposait sur des faits assez nombreux et suffisamment authen-

tiques. Mais ces auteurs se contentent d'une simple
mention sans l'appuyer sur des observations détaillées, et en admettant même ce fait on sera obligé
de convenir que la chlorose des femmes, si tant est
qu'il faille en admettre une pour les hommes, est
infiniment plus commune, qu'elle est liée à un
trouble dans l'innervation qui lui donne une allure
spéciale et des effets particuliers, qu'elle est presque toujours unie à un état irrégulier d'excitation ou
d'inertie des organes sexuels, et qu'en un mot elle
tire un caractère *sui generis* de la forme celluloso-
nerveuse qui est la base du tempérament féminin,
des habitudes, des penchants et des fonctions propres à ce sexe.

En vertu de l'adage *Principiis obsta*, c'est surtout
pour la chlorose qu'il faut instituer un traitement
prophylactique. Il s'agit ici de placer le sujet dans
des conditions contraires à celles que l'on sait être
favorables à l'établissement de la maladie, et de lui
prescrire un genre de vie propre à neutraliser les
prédispositions. Sous ce rapport il y aurait encore
de grands changements à opérer dans le mode d'é-
ducation des filles. Il est certain que le vice actuel
de l'époque est l'oubli à peu près complet de l'hygiène du corps. Les exercices intellectuels ab-
sorbent presque tout le temps de nos enfants; les
autres sont fortement négligés. Ce vice pèse encore
plus sur les jeunes filles que sur les garçons; il
exerce sur elles sa fâcheuse influence lorsqu'après
leur temps d'éducation elles rentrent dans leur fa-

mille. Une vie de contrainte, de retraite et de concentration commence pour elles, et cependant elles sont arrivées à une époque qui réclame la bonne harmonie des fonctions et la réunion des meilleures conditions possibles soit extérieures, soit intérieures. L'apparition des menstrues se fait péniblement en présence de l'inertie corporelle et de l'excitation de l'esprit. C'est alors que la taille prend de l'accroissement, ce qui est encore une nouvelle cause d'affaiblissement et une complication souvent fâcheuse. Une autre question se présente ici, c'est l'hérédité. La chlorose ne passe pas généralement pour être héréditaire ; mais les constitutions affaiblies, lymphatiques le sont ; il faudrait s'efforcer dans les mariages de neutraliser de pareilles influences. On ne s'occupe pas assez du croisement des tempéraments, les extrêmes devraient être combattus par les extrêmes, afin que les enfants ne fussent pas exposés à supporter la peine d'une double hérédité. A ce propos je crois devoir m'élever contre le mariage des chlorotiques pendant la durée de la maladie en dépit des préjugés qui considèrent le mariage comme un spécifique contre la chlorose. Quand on songe au danger qu'il y a pour la jeune épouse dans les secousses nouvelles produites par la grossesse, l'accouchement, les fatigues de la maternité, on a tout lieu de craindre que la constitution déjà délabrée résiste mal à tant d'attaques successives. L'expérience a déjà prouvé que cette pratique, bonne dans quelques cas particuliers, avait eu des suites fâcheuses dans un grand nombre d'autres, l'abstention est préférable. Que faudra-t-il augurer d'un enfant conçu au milieu de circonstances si défavorables ? Peut-on espérer qu'il arrive à la vie avec des forces suffisantes et des organes irréprochables ? Revenons au traitement prophylactique qui ne repose que sur l'hygiène et peut se résumer par la soustraction des causes prédisposantes et occasionnelles et dans l'établissement des conditions opposées. Pour cela la vie active de la campagne, l'air et le soleil, la bonne nourriture, le calme de l'esprit sont ce qu'il y a de plus efficace.

Le traitement curatif devra s'appuyer sur le traitement préventif, qui lui servira de base. On s'efforcera de rétablir les fonctions nerveuses et digestives. En effet, dans la chlorose, la force vitale est déprimée non-seulement par l'affection, mais encore par des dérangements dans le jeu des appareils, qui en est la conséquence. C'est ainsi que le mal se complique avec lui-même et qu'il devient par ses propres effets de plus en plus difficile à guérir. Mais comme dans la chlorose simple la nature médicatrice n'est qu'endormie, on pourra tenter de la réveiller, et si, à l'aide de moyens convenables, on parvient à donner le ton nécessaire à des organes essentiels, l'économie entière en ressentira l'heureuse influence. Il faut ensuite rechercher sur quel point s'est porté la cause principale de la maladie. Ainsi, est-ce un chagrin, une passion malheureuse, la nostalgie, etc., qui ont été la source de la chlorose, on tâche de relever le moral, en lui donnant pour cela toutes les satisfactions que permettront les circonstances. Il existe un grand nombre d'exemples de chlorotiques guéris par ce seul moyen, sans intervention thérapeutique. — Si au contraire la malade présente un tempérament nerveux très-prononcé, il faudra recourir aux calmants, aux antispasmodiques. Est-ce une mauvaise nourriture qui est la cause présumée du mal, ou bien est-ce une faiblesse de l'estomac : améliorer l'alimentation, restaurer l'organe, donner une nourriture saine appropriée aux forces de la malade, et si cela ne suffit pas, faire intervenir les toniques, tels que le houblon, l'absinthe, le quinquina, etc. On recommande aussi des frictions toniques avec des teintures excitantes à la partie interne des cuisses et surtout le long de l'épine dorsale. Les moyens propres à rappeler ou à rétablir le cours des règles ne devront être prescrits que lorsqu'on supposera que l'organisme pourra, par le fait de l'apparition de cette fonction, et de l'excitation utérine qu'elle suppose, reprendre avec plus d'énergie et diriger ses mouvements vers la santé. Dans les cas contraires, lorsque la faiblesse sera extrême, le sang dissous et en petite quantité, on évitera les hémorrhagies. — Les stomachiques rendront les cardialgies chlorotiques plus supportables et la digestion meilleure ; mais il importe beaucoup de bien choisir et de tenir compte de la sensibilité de l'estomac. On les combine souvent avec les antispasmodiques et les calmants ; quelquefois il faut en essayer plusieurs avant de rencontrer celui qui réussira. Et au bout de quelques jours ce sera à recommencer, parce que soit dégoût de la part de la malade, soit impuissance réelle, il aura perdu ses précieuses qualités.

La chlorose est une maladie où les caprices, la bizarrerie morale et vitale doivent être tenus en ligne de compte. Le médecin doit s'y attendre et y avoir égard; s'il les combat, il doit le faire avec de la douceur, de la persuasion et de la prudence. Quant aux appétits dépravés, ils ont peut-être leur raison d'être, et l'on pourrait les assimiler à ces instincts qui poussent les animaux à rechercher certaines plantes, non pas comme nourriture, mais à titre de médicaments. (C'est ainsi que les chiens se mettent en quête après le chiendent.) J'ai fait à cet égard quelques essais sur un certain nombre de chlorotiques en leur administrant du charbon végétal en poudre ou de la craie pulvérisée, et je ne l'ai pas regretté, car ces substances paraissaient régulariser la digestion. Je ne conseillerais pas cependant de tolérer l'ingestion d'autres substances qui peuvent présenter des inconvénients sérieux.

Parmi les agents thérapeutiques conseillés dans la chlorose, on a surtout insisté sur le fer, qui, en réalité, est utile dans maintes circonstances. Ce métal semble attaquer corps à corps l'affection chlorotique. De quelle manière agit ce médicament? Si l'on voulait se contenter d'une explication mécanique, on pourrait penser qu'à l'aide de l'absorption

le fer va enrichir le sang par sa présence. Il est plus
sage d'admettre que le fer agit sur l'ensemble de
l'économie d'une manière favorable aux fonctions
digestives et surtout à l'hématose. Toutefois il est
préférable d'administrer ce métal tout préparé
comme il se trouve dans les eaux ferrugineuses na-
turelles (Orezza, Bussang, Spa ou Schwalbach).
L'action est à la fois plus prompte et plus intime, et
l'on évite la fatigue de l'estomac produite par le fer
à l'état solide. On devra suspendre la médication de
temps à autre pour ne pas s'exposer à une trop forte
excitation, car les meilleurs médicaments ont leurs
inconvénients quand on en continue trop longtemps
l'usage. Il nous a fallu traiter longuement cette question de la chlorose, parce que, abandonnée à elle-
même, mal soignée, ou passée à l'état chronique,
elle dégénère en phthisie ; elle est heureusement la
seule maladie qui puisse subir une aussi redoutable
transformation.—En prévision d'un avenir plein de
danger, soignez les chlorotiques sans perdre de
temps; on peut les guérir presque toutes, tandis que
la phthisie confirmée présente des chances de guérison infiniment plus restreintes et de grandes diffi-
cultés dans la médication.

Paris. A. Parent, imprimeur de la Faculté de Médecine, rue M.-le-Prince, 31.